AF336459

INSTITUT DE PUÉRICULTURE
de l'Hospice des Enfants-Assistés
74, Rue Denfert-Rochereau

Instructions aux Mères

pour Allaiter

et

Nourrir leurs Enfants

PAR

M. le Dʳ G. VARIOT

Médecin de l'Hôpital des Enfants-Assistés,
Chef des services de l'Institut de Puériculture
(fondé par la Ville de Paris et le département de la Seine)

L'affection maternelle ne supplée pas au manque d'expérience, et les mères qui nourrissent leurs enfants doivent obéir à des règles déterminées, aussi bien pour l'allaitement maternel que pour l'élevage artificiel. On éviterait beaucoup d'accidents aux nouveau-nés si on savait les soigner convenablement. Combien de mères, sans le vouloir, rendent leurs enfants malades en leur faisant absorber du mauvais lait, ou en leur donnant des rations trop faibles ou trop fortes, et surtout en donnant trop tôt à leur nourrisson des bouillies farineuses ou des aliments qu'ils sont incapables de digérer.

ALLAITEMENT MATERNEL.

Le premier devoir d'une mère est de nourrir ell
même son enfant au sein : le lait de la mère appa
tient à l'enfant. C'est une loi de la nature qu'il fa
respecter.

La mère ne doit renoncer à nourrir que si elle e
dans l'impossibilité physique de le faire et sur l'av
du médecin. Elle doit ne jamais oublier qu'il meu
quatre fois plus d'enfants au biberon que de nourri
sons au sein.

SOINS SPÉCIAUX POUR LES PREMIÈRES TÉTÉES.

Le lait monte ordinairement dans les seins deux
trois jours après la naissance de l'enfant. Si la monté
du lait se faisait un peu attendre, on donnerait que
ques cuillerées à café de lait stérilisé coupé de moit
d'eau bouillie. Pendant vingt-quatre à quarante-hu
heures après la naissance, le nouveau-né rend par l'i
testin des matières un peu brunes qui ressemblent plu
ou moins à du goudron, c'est le *meconium*. Lorsqu'
aura commencé de prendre le sein, les déjections d
viendront d'un jaune clair et assez semblables, pou
la couleur et la consistance, à de l'œuf brouillé. Que
quefois le bout de sein ne sera pas assez saillant po
être saisi facilement, et on sera obligé, pour faciliter
tétée, d'employer une petite ventouse spéciale, qu'c
appelle un tire-lait. La meilleure manière d'éviter l
crevasses est de ne pas laisser suçoter les enfants tr
longtemps, et de laver les bouts de sein, avant
après chaque tétée, avec un tampon de coton hydr
phile imprégné d'eau alcoolisée ou simplement d'e
bouillie.

COMMENT IL FAUT RÉGLER LES TÉTÉES DES NOURRISSON

Les nouveau-nés seront mis au sein toutes les deu
heures dans la journée et deux fois seulement la nui

de huit à neuf fois dans les vingt-quatre heures. L'estomac est peu développé dans les premières semaines de la vie, aussi les prises de lait doivent être rapprochées. Plus tard, à six semaines ou deux mois, il suffira de faire téter le nourrisson toutes les deux heures et demie le jour, et on le laissera reposer entièrement la nuit. A cinq ou six mois, si les mères sont bonnes nourrices, les tétées pourront être espacées toutes les trois heures.

C'est une très mauvaise pratique de donner le sein à un enfant pour le calmer toutes les fois qu'il pousse des cris ; l'estomac est surchargé par ces prises incessantes de lait ; les vomissements et la diarrhée peuvent même survenir.

Pendant les premières semaines, il suffira généralement, si les seins sont bien développés, de faire téter le nourrisson d'un seul côté et alternativement pour que le lait monte également dans les deux seins. La durée de la tétée ne devra pas excéder dix minutes ; elle sera moins longue si la lactation est abondante.

Après un mois, en général, l'estomac est devenu plus grand, et l'enfant devra boire des deux côtés coup sur coup.

Il faut laisser les enfants au sein téter à leur appétit. Dans les trois premiers mois, l'enfant absorbera environ en 24 heures, un sixième de son poids de lait de femme et plus tard un septième seulement.

A partir de un mois, un enfant dont la mère est bonne nourrice doit être réglé et dormir de dix heures du soir à quatre ou cinq heures du matin sans recevoir le sein. Ce n'est pas toujours parce que les enfants ont besoin d'aliments qu'ils poussent des cris : il n'est donc pas nécessaire de les faire téter pour qu'ils s'endorment. En principe, moins souvent on fera téter un enfant la nuit, mieux ce sera pour tout le monde.

SOINS A DONNER A L'ENFANT PENDANT L'ALLAITEMENT.

Les nouveau-nés craignent beaucoup le froid ; ils devront donc être bien vêtus de laine l'hiver et bien couverts, et si leur pieds et leurs mains ont tendance à se refroidir, on pourra les envelopper d'ouate et placer des boules d'eau chaude dans le berceau. Les enfants doivent être changés fréquemment, chaque fois qu'ils se sont souillés par les déjections ou les urines, et il est bon de leur donner tous les jours un grand bain chaud à 36°.

Le berceau sera placé dans un endroit bien éclairé. Les nouveau-nés, comme les jeunes plantes, ont besoin pour grandir de la lumière du soleil. Après trois semaines, toutes les fois que le temps le permettra, on promènera les enfants au grand air à bras pendant une heure ou deux et aussi longtemps que possible dans la belle saison.

SOINS SPÉCIAUX A LA MÈRE QUI ALLAITE.

La mère, pendant l'allaitement, devra veiller sur sa santé, car toutes ses indispositions et ses maladies peuvent altérer son lait et retentir par contre-coup sur son nourrisson. La nourriture sera abondante et variée autant que possible ; des légumes verts, des purées de pommes de terre, de lentilles, de pois, etc., sont de bons aliments pour les mères nourrices. Dans la classe populaire, il est superflu de recommander de ne pas trop manger de viande. La bière légère, ou même l'eau pure, seront les boissons préférées. Le vin fort et les liqueurs alcooliques sont mauvais, car ils passent dans le lait et les enfants peuvent avoir des convulsions.

Les mères, même si elles sont malades, ne prendront jamais de médicaments sans consulter le médecin. Les médicaments passent aussi dans le lait et peuvent être de véritables poisons pour les enfants.

La plupart des femmes qui nourrissent ne voient pas leurs règles, mais il en est d'autres qui sont réglées, et qui continueront d'allaiter sans inconvénient sérieux. Le plus souvent les mères peuvent continuer d'allaiter même lorsqu'elles ont commencé une nouvelle grossesse, mais elles sont obligées alors de s'aider du biberon.

On devra éviter, autant que possible, aux mères nourrices les ennuis et les chagrins, car les troubles nerveux semblent modifier défavorablement la composition du lait.

ALLAITEMENT MIXTE.

Bon nombre de femmes, surtout à partir du troisième ou du quatrième mois, n'ont plus assez de lait pour nourrir entièrement leur enfant. Si elles ont des doutes, elles pèseront l'enfant avant et après la tétée pour connaître la quantité de lait absorbée. Elles devront bien se garder, pour suppléer à ce qui leur manque, de donner des bouillies farineuses comme on le fait trop souvent. Cette alimentation prématurée produit la diarrhée, les vomissements et retarde la croissance des enfants.

Lorsque le médecin aura constaté que la mère n'a plus assez de lait, elle devra continuer, néanmoins, à donner ce qu'elle pourra au sein et compléter la ration avec du lait au biberon. On pourra aussi faire prendre au biberon, deux heures et demie à trois heures après la tétée, des doses de lait de vache bien stérilisé proportionnées à l'âge de l'enfant. C'est l'allaitement mixte mi-partie au sein, mi-partie à la bouteille. A partir de deux ou trois mois, le lait de vache stérilisé est bien supporté pur par les nourrissons et additionné de sucre.

On ne donnera d'abord qu'un ou deux biberons par jour dans l'intervalle des tétées au sein, puis trois et quatre biberons ; il est même des enfants qui ne reçoivent le sein que la nuit et qui prennent le biberon toute la journée ; cette pratique n'est pas à imiter.

IL FAUT PESER LES ENFANTS

Les enfants devront être pesés toutes les semaines ou tous les quinze jours au moins sur un pèse-bébé bien exact. Il est impossible de reconnaître sans la balance si le nourrisson grandit ou prospère, ou si, au contraire, il reste stationnaire et même s'amaigrit. En pesant régulièrement les enfants, on reconnaît qu'ils augmentent de 150 à 200 grammes par semaine dans les premiers mois de la vie, c'est-à-dire de 25 grammes environ par jour. Un enfant dont la mère est bonne nourrice doit avoir doublé son poids vers le cinquième mois. S'il pesait 7 livres en naissant, il en pèsera 14 à cinq mois. Tout enfant qui n'augmente pas de poids, ou qui diminue pendant huit ou quinze jours, doit être considéré comme malade, ou comme ne recevant pas assez de nourriture. Les mères s'apercevront que leur lait est devenu insuffisant lorsque le poids n'augmentera plus ou diminuera. C'est alors qu'elles devront se décider à l'allaitement mixte, c'est-à-dire compléter ce qui leur manque par le lait stérilisé.

Voici le tableau du poids d'un enfant normalement développé dans les douze premiers mois :

AGE	POIDS
Naissance........	3 k. 250
1 mois..........	4 k. »
2 mois..........	4 k. 700
3 mois..........	5 k. 350
4 mois..........	5 k. 950
5 mois..........	6 k. 500
6 mois..........	7 k. »
7 mois..........	7 k. 450
8 mois..........	7 k. 850
9 mois..........	8 k. 200
10 mois..........	8 k. 500
11 mois..........	8 k. 750
12 mois..........	8 k. 900

Il peut être utile aussi d'enregistrer la taille des
bébés avec une toise horizontale. Voici le tableau de
la taille suivant les mois. Il est fréquent que ces chiffres
de la taille soient dépassés par les beaux bébés.

AGE	TAILLE
Naissance.......	0 m. 50
1 mois..........	0 m. 54
2 mois..........	0 m. 57
3 mois..........	0 m. 60
4 mois..........	0 m. 62
5 mois..........	0 m. 63
6 mois..........	0 m. 64
7 mois..........	0 m. 65
8 mois..........	0 m. 66
9 mois..........	0 m. 67
10 mois.........	0 m. 68
11 mois.........	0 m. 69
12 mois.........	0 m. 70

L'ALLAITEMENT ARTIFICIEL. — LA STÉRILISATION DU LAIT.

L'allaitement artificiel se fait presque exclusive-
ment, dans les grandes villes, et même dans les cam-
pagnes, avec du lait de vache dont on charge le biberon. Le lait d'ânesse est trop faible et ne doit être
employé que temporairement pour les nourrissons
débiles qui n'en supportent pas d'autre. Quant au
lait de chèvre, il est trop lourd et il est rarement bien
utilisé par les nouveau-nés.

Depuis que l'on stérilise le lait et qu'on détruit les
germes malsains par la chaleur, la vie des enfants
allaités artificiellement ne court plus d'aussi grands
dangers qu'autrefois. Dans les grandes villes surtout
on ne devra donc donner au nourrisson que du lait
soigneusement stérilisé. Le lait non stérilisé, fermenté
ou altéré, peut être un véritable poison pour les enfants.

A la campagne il est relativement aisé de se procurer du bon lait fraîchement trait ; cependant il sera prudent de le stériliser avant de le donner au nourrisson. Le lait cru est rarement aseptique et inoffensif.

Il y a deux espèces de lait stérilisé : celui qu'on stérilise soi-même par l'ébullition simple prolongée ou même encore avec de petits appareils spéciaux, et celui qui est livré par le commerce, après avoir été stérilisé sur place à l'étuve dans les pays où l'on recueille du bon lait. Ce dernier est le lait stérilisé industriellement.

APPAREILS STÉRILISATEURS.

Soit qu'on fasse bouillir le lait, soit qu'on le stérilise, on doit choisir d'abord du bon lait frais.

Si le lait est frelaté ou altéré, la stérilisation est impuissante à l'améliorer. Les mères soigneuses peuvent stériliser leur lait elles-mêmes. On emploie pour cela des appareils stérilisateurs qui se composent d'un panier à compartiments contenant huit à neuf petites bouteilles qui serviront de biberons.

Les flacons, après avoir été plus ou moins chargés de lait coupé ou non, suivant l'âge du nourrisson, sont bouchés avec des rondelles de caoutchouc. Le panier et les bouteilles sont alors placés dans une bassine métallique remplie d'eau, et cette eau doit bouillir pendant trois quarts d'heure. Par cette méthode, on ne doit stériliser que la provision de lait pour vingt-quatre heures. Chaque petite bouteille ne doit servir que pour une tétée.

L'opération de la stérilisation devra donc être recommencée tous les jours et les bouteilles, les bouchons et les tétines seront nettoyés à l'eau bouillante.

LAIT STÉRILISÉ INDUSTRIELLEMENT.

A Paris et dans les grandes villes, il est très commode de se servir du lait stérilisé industriellement en province et expédié dans des bouteilles d'un demi-litre, et même d'une contenance moindre, hermétiquement fermées avec un bouchon de liège garni de paraffine.

La stérilisation complète et durable de ce lait est obtenue par un chauffage à 108° durant une demi-heure au moins.

Chaque bouteille de lait stérilisé industriellement devra être goûtée par la mère immédiatement après avoir été débouchée. Malgré toutes les précautions prises, il arrive, très rarement il est vrai, que le lait d'une bouteille soit gâté.

La stérilisation industrielle permet de conserver le lait plus longtemps que le chauffage à 100°. De plus, le maniement du lait ainsi embouteillé est très facile dans les grandes distributions populaires, dans les Gouttes de lait.

LES COUPAGES DU LAIT.

Bien que certains enfants supportent le lait de vache pur dès leur naissance, il est bon de le couper d'eau jusqu'à trois mois au moins. Pendant les six premières semaines de la vie, on ajoutera un tiers d'eau bouillie à deux tiers de lait, et une petite cuillère à café de sucre en poudre ordinaire, car le lait de vache est pauvre en sucre. Le sucrage du lait de vache en facilite la digestion par le nourrisson.

De six semaines à deux mois, on se contentera d'additionner le lait d'un quart d'eau bouillie, jusqu'à 4 ou 5 mois.

Plus tard, le lait pur est bien supporté ; on augmentera un peu la quantité de sucre ordinaire dans chaque ration.

L'eau pure, fraîchement bouillie, est la seule convenable pour couper le lait : les coupages à l'eau panée, à l'eau de gruau avec les décoctions diverses peuvent être nuisibles. On ne fera de coupage à l'eau minérale que sur l'indication du médecin.

CHOIX DU BIBERON.

Le biberon le plus simple est toujours le meilleur. Il devra avoir la forme d'une bouteille cylindrique ou aplatie avec un col assez large pour permettre au besoin l'introduction d'une petite brosse de crin, et pour que le nettoyage soit très facile (1).

On adaptera sur le col une tétine en caoutchouc pur qui se retournera comme un doigt de gant. Il y a des tétines malsaines, en simili caoutchouc, qui sont prohibées par la loi, de même que les biberons à tubes de caoutchouc. A chaque tétée on lavera soigneusement la tétine et la bouteille à l'eau bouillante ou additionnée de sel marin. Les tétines en caoutchouc, les meilleures, s'usent assez rapidement. Lorsque les trous dont la tétine est percée sont élargis, le lait s'écoule trop vite dans la bouche de l'enfant ; on devra alors changer de tétine.

Il faut absolument renoncer au biberon à tube, car les impuretés s'amassent dans ces appareils, le lait s'y putréfie, et les enfants qui boivent à ces biberons sont sujets à diarrhées qui peuvent les emporter.

Le nourrisson boit trop vite au verre et les fonctions de l'estomac peuvent en être troublées. La bouteille munie d'une tétine percée de trous assez fins est le meilleur instrument pour allaiter les enfants.

QUANTITÉS DE LAIT CONVENABLES POUR CHAQUE TÉTÉE.

Les mères doivent connaître approximativement les quantités de lait variables qui conviennent à un nour-

---

(1) Les biberons en usage à la Goutte de lait de l'Institut de Puériculture sont gradués et les chiffres des rations variant suivant l'âge, sont inscrits sur le verre. — Il serait à désirer que cette graduation des biberons se généralisât pour éviter les accidents d'hyponalimentation et de suralimentation.

risson, suivant son âge et suivant son poids. Parfois on charge trop les biberons ; de là des troubles sérieux résultant de la suralimentation, des vomissements et de la diarrhée. Mais, d'autres fois on ne donne pas assez ; on coupe trop le lait et l'enfant vomit comme lorsqu'il prend trop, et il a aussi des déjections anormales.

Il sera donc nécessaire d'avoir toujours à sa disposition une bouteille graduée sur laquelle on lira les quantités de lait évaluées en grammes.

Voici un tableau indiquant les quantités de lait proportionnées à la capacité de l'estomac suivant l'âge des nourrissons :

1re semaine ...	30 gr. à 40 gr. (lait coupé d'un tiers d'eau).
2e —	45 gr. à 60 gr. (lait coupé d'un tiers d'eau).
3e —	60 gr. (lait coupé d'un tiers d'eau).
4e à 8e semaine.	75 à 90 gr. (lait coupé d'un quart d'eau).
2e mois	100 gr. (lait coupé d'un quart d'eau).
3e —	120 gr. (lait pur).
4e, 5e et 6e mois	135 à 160 gr. —
7e à 12e mois ..	180 à 200 gr. —

Chaque biberon sera toujours additionné d'une demi ou d'une cuillerée à café de sucre en poudre, soit environ 2 ou 4 gr. de sucre ordinaire. Les doses de lait de ce tableau conviennent à des enfants normaux, mais les nourrissons débiles ou prématurés recevront des doses moindres, bien qu'ils absorbent parfois une grande quantité de lait proportionnellement à leur poids. Vers l'âge de deux à trois mois, un nourrisson pourra prendre un septième de son poids de lait de vache en 24 heures. Plus tard, un huitième de son poids lui suffira. Un enfant de un an prendra 1.200 gr. de lait par jour.

INTERVALLES DES TÉTÉES AU BIBERON.

Les intervalles des prises de lait au biberon doivent être bien fixés comme pour les tétées au sein. Le nourrisson recevra le biberon toutes les deux heures, la journée, dans les quatre ou cinq premières semaines, et une ou deux fois la nuit. A partir de cinq ou six semaines, on espacera les tétées toutes les deux heures et demie, six à sept en 24 heures. A quatre ou cinq mois, on donnera seulement le biberon toutes les trois heures. Le nourrisson prendra donc neuf ou huit tétées dans les vingt-quatre heures pendant le premier mois, sept tétées pendant le deuxième, le troisième et le quatrième mois, et six ou cinq tétées de cinq à dix mois. On essaiera de supprimer les tétées de la nuit le plus tôt possible. La surveillance des nourrissons allaités artificiellement devra être encore plus stricte que celle des nourrissons élevés au sein ; ils devront être pesés au moins une fois chaque semaine pour s'assurer que leur croissance est normale. Si, malgré toutes les précautions prises, l'enfant n'augmente pas de poids, si les vomissements et la diarrhée surviennent surtout pendant les chaleurs, il faudra se hâter de recourir au médecin et, en attendant sa visite, il sera prudent de ne donner à boire que de l'eau bouillie ou de la décoction de riz (deux cuillerées à soupe de riz bouilli dans un litre d'eau).

ALIMENTS QUI CONVIENNENT POUR LE SEVRAGE.

Au moment du sevrage, si l'on veut éviter des accidents fâcheux, il faut se contenter d'ajouter lentement et graduellement, au lait que les enfants continueront de prendre, au sein ou au biberon, des aliments un peu plus substantiels. Pour les nourrissons élevés au sein, il faudra d'abord les habituer à prendre du lait stérilisé pour remplacer celui de la mère lorsqu'il se tarira. La période du sevrage commence au moment de l'éruption des premières dents, c'est-à-dire vers le huitième ou le dixième mois. Jusque-là, les enfants ne recevront rien autre chose que du lait. Les premiers aliments que l'on ajoutera au lait seront les bouillies farineuses claires. On donnera, une fois par jour d'abord, une bouillie au lait faite avec la farine fraîche de froment ou d'avoine ou de maïs, le tapioca, la purée de pommes de terre, une cuillerée à café de farine qu'on fera bouillir dans 150 à 200 gr. de lait suffiront les premiers temps. Les farines de conserve fabriquées depuis longtemps ont des inconvénients. S'il y a une tendance au relâchement de l'intestin, on préférera le riz ou la fleur de riz. Si, au contraire, le nourrisson est constipé, on recourra à la farine d'avoine. Les œufs bien frais sont bons pour les enfants.

La constipation est assez commune chez les nourrissons, surtout chez ceux qui sont élevés au lait stérilisé ; on la combattra avec de petits suppositoires ou lavements de décoction de guimauve administrés à l'aide d'une poire en caoutchouc très propre ; sur l'avis du médecin on se servira de la manne, de l'huile de ricin, etc., si la constipation est opiniâtre. Il y a un retard dans les déjections lorsque les enfants sont hypoalimentés au sein ou au biberon.

Après dix-huit mois, on commencera de donner un peu de jus de viande de bœuf ou de pain trempé dans le jus ; un peu de viande blanche finement coupée, de la purée de pommes de terre au lait, des lentilles en purée, des crèmes, des gâteaux de riz, du macaroni, des biscuits, etc. Pendant cette période de sevrage, les enfants prendront deux fois par jour de petits repas solides et un litre de lait bouilli ou stérilisé en trois ou quatre fois. Le poisson, surtout le poisson de mer, est utile aux enfants, à condition qu'il soit frais et soigneusement débarrassé de ses arêtes.

LES CONSULTATIONS DE NOURRISSONS ET LES GOUTTES DE LAIT.

On a établi à Paris et dans un grand nombre de villes, des *Consultations de nourrissons* et des *Goutte de Lait* : Les *Consultations de nourrissons*, rattachée aux services d'accouchement, s'occupent spécialemen du contrôle des bébés au sein. Les *Gouttes de Lai* sont destinées principalement aux enfants qui ne peu vent recevoir le sein de leur mère et qu'on doit éleve artificiellement.

On distribue du bon lait stérilisé dans les Goutte de lait, gratuitement ou à prix réduit, et les nourris sons sont rapportés régulièrement pour être pesés e inspectés par le médecin. Ce sont de véritables école des mères.

Programme de la Section de Vulgarisation

de l'Institut de Puériculture

(RÉSERVÉE AUX DAMES ET AUX JEUNES FILLES)

————

Le jeudi à 10 h. 1/2, a lieu le cours public de Puériculture : il s'adresse spécialement aux dames et aux jeunes filles. Il y a dix leçons doctrinales qui ont lieu tous les quinze jours.

Les jeudis intercalaires, entre les leçons doctrinales, à 10 heures, les auditrices sont admises à la consultation de la « Goutte de lait » ; elles peuvent profiter des conseils individuels donnés aux femmes du peuple par le Dr Variot, pour élever leurs enfants.

Ces mêmes jeudis, les auditrices sont admises à tour de rôle, à la crèche Pasteur, pour être initiées par les surveillantes aux soins intimes et à l'emmaillotage des bébés, à la nourricerie Parrot pour apprendre le contrôle de l'allaitement au sein, l'usage de la balance et de la toise, et à la biberonnerie, pour se familiariser avec les appareils de stérilisation pour le lait, avec la préparation et la graduation des rations pour les nourrissons au biberon, en un mot avec l'instrumentation de l'allaitement artificiel.

Il y a une autre section technique de l'Institut destinée aux médecins et aux étudiants pour l'enseignement de l'hygiène infantile et de la médecine du premier âge. Les cours médicaux ont lieu le lundi à 10 h. 1/2.

Typ. A. DAVY, 52, rue Madame., Paris-VIe — Téléphone : *Saxe-04-19.*

www.ingramcontent.com/pod-product-compliance
Lightning Source LLC
LaVergne TN
LVHW010103060726
842524LV00006B/2294